FENOMENO CHETOSI 2.0

Strategie ed esercizi pratici per migliorare da subito la tua mente e corpo

Di Harris Bettino

Sommario:

"Capitolo 1: "Le Basi della Chetosi 2.0"

Nell'introduzione alla chetosi 2.0 e i suoi benefici per mente e corpo, è essenziale esaminare l'evoluzione di questa dieta dalle sue origini al suo stato attuale. La chetosi ha una storia ricca e affonda le radici nell'uso terapeutico per il trattamento di patologie come l'epilessia nel corso del tempo. Tuttavia, con il progresso della scienza e della ricerca, la chetosi è stata rinnovata e migliorata nella sua versione 2.0, portando una serie di vantaggi per mente e corpo.

Le prime scoperte sulla chetosi risalgono agli anni '20, quando i medici iniziarono a utilizzare una dieta ricca di grassi, moderata di proteine e molto bassa in carboidrati per gestire i sintomi dell'epilessia nei pazienti. La chetosi classica era stata studiata principalmente come una terapia medica, con l'obiettivo di migliorare le condizioni neurologiche di chi ne soffriva. Ma nel corso dei decenni, i ricercatori hanno cominciato a scoprire ulteriori benefici collegati a questa particolare modalità alimentare.

Nel passaggio alla chetosi 2.0, il focus è cambiato. Gli studi hanno dimostrato che questa dieta può offrire vantaggi significativi anche per chi non soffre di epilessia. Si è scoperto che il corpo umano può adattarsi a un metabolismo chetonico, in cui utilizza i corpi chetonici come principale fonte di energia al posto dei carboidrati. Questo processo è stato raffinato per garantire una maggiore sicurezza e sostenibilità a lungo termine.

Una delle ragioni principali dell'evoluzione della chetosi è stata l'interesse crescente per l'ottimizzazione delle prestazioni cognitive. Studi recenti hanno rilevato che una dieta chetogenica può migliorare la concentrazione, la chiarezza mentale e la memoria. L'aumento dei livelli di corpi chetonici nel sangue sembra influenzare positivamente la funzione cerebrale, fornendo una fonte di energia stabile per il cervello e proteggendo le cellule nervose da danni potenziali.

Ma la chetosi 2.0 non si limita ai benefici per la mente. È stata anche rivoluzionata per offrire un supporto più ampio al corpo. La riduzione dei carboidrati nella dieta spinge il corpo a bruciare i grassi come principale fonte di energia, promuovendo una maggiore perdita di peso e aiutando a mantenere un livello di zuccheri nel sangue più stabile. Questo può essere particolarmente vantaggioso per le persone con problemi di resistenza all'insulina o diabete di tipo 2.

Inoltre, la chetosi 2.0 sembra avere un effetto positivo sulla regolazione dell'appetito. I corpi chetonici influenzano i livelli di ormoni dell'appetito, come la leptina e la grelina, riducendo la sensazione di fame e favorendo il controllo degli spuntini e delle porzioni.

Con l'avanzare della ricerca, sono state sviluppate varianti della chetosi 2.0, adattate alle esigenze individuali e ai diversi stili di vita. Alcune versioni includono la ciclizzazione dei carboidrati, consentendo un reintegro periodico di carboidrati per mantenere l'equilibrio metabolico e promuovere la sostenibilità a lungo termine.

In conclusione, l'introduzione alla chetosi 2.0 e i suoi benefici per mente e corpo evidenziano come questa dieta sia stata sottoposta a un notevole sviluppo nel corso degli anni. Dall'originaria terapia medica per l'epilessia, la chetosi si è evoluta in una potente strategia per ottimizzare la funzione cerebrale, migliorare le prestazioni fisiche e promuovere la salute generale. L'adozione della chetosi 2.0 richiede, tuttavia, una comprensione accurata della sua applicazione e il monitoraggio del proprio corpo per massimizzare i suoi benefici. Con un approccio ben pianificato, la chetosi 2.0 offre la promessa di una mente e un corpo più sani e in forma.

I benefici della chetosi 2.0 sono stati oggetto di crescente interesse e ricerca negli ultimi anni. Questa dieta avanzata, caratterizzata da un basso apporto di carboidrati e un elevato consumo di grassi salutari, ha dimostrato di offrire una serie di effetti positivi sulla mente e le funzioni cognitive. In questa analisi dettagliata, esploreremo i principali vantaggi della chetosi 2.0 e come essi contribuiscono ad aumentare la concentrazione, ridurre lo stress e migliorare la capacità di apprendimento.

Uno dei vantaggi chiave della chetosi 2.0 è il suo impatto sulla concentrazione mentale. Riducendo drasticamente l'assunzione di carboidrati, il corpo entra in uno stato di chetosi in cui inizia a produrre corpi chetonici come principale fonte di energia. Questi corpi chetonici, come il beta-idrossibutirrato, sono in grado di attraversare la barriera emato-encefalica e fornire al cervello un'energia stabile e costante. Ciò significa che il cervello non dipende più dalla costante e fluttuante fornitura di glucosio dai carboidrati, il che può portare a una maggiore chiarezza mentale e una concentrazione più acuta.

Gli effetti positivi della chetosi sulla concentrazione possono essere particolarmente utili per coloro che svolgono attività che richiedono un alto livello di attenzione e vigilanza, come studenti, professionisti impegnati o atleti durante prestazioni di alta intensità. La chetosi 2.0 può aiutare a ridurre la nebbia mentale e le fluttuazioni dell'energia, migliorando la capacità di focalizzarsi sulle attività e affrontare compiti complessi con maggiore efficacia.

Un altro aspetto cruciale della chetosi 2.0 è il suo effetto sulla gestione dello stress. Il consumo di carboidrati ad alto indice glicemico può innescare picchi e cali degli zuccheri nel sangue, che possono portare a sbalzi d'umore e livelli di stress instabili. Con la chetosi 2.0, i corpi chetonici forniscono un'energia costante, evitando questi sbalzi e aiutando a stabilizzare l'umore.

Inoltre, la chetosi 2.0 può promuovere la produzione di neurotrasmettitori benefici come il GABA (acido gamma-amminobutirrico), che è coinvolto nel calmare l'attività neuronale e ridurre l'ansia. Alcuni studi hanno suggerito che una dieta chetogenica potrebbe avere effetti positivi sull'umore e potrebbe essere utilizzata come supporto nelle terapie per i disturbi dell'umore come la depressione.

Oltre a ciò, la chetosi 2.0 sembra avere un ruolo importante nel miglioramento della capacità di apprendimento. La stabilità energetica fornita dai corpi chetonici consente al cervello di funzionare in modo più efficiente, facilitando il processo di apprendimento e memorizzazione. Inoltre, alcuni studi hanno suggerito che la chetosi potrebbe favorire la produzione di fattori neurotrofici, proteine che supportano la crescita e la sopravvivenza delle cellule nervose, potenziando così la plasticità cerebrale e la formazione di nuove connessioni sinaptiche.

Va sottolineato che l'adozione della chetosi 2.0 dovrebbe essere ben pianificata e supervisionata, poiché una riduzione drastica dei carboidrati potrebbe non essere adatta a tutti e potrebbe comportare effetti collaterali temporanei come la cosiddetta "influenza da chetosi" con sintomi come affaticamento, mal di testa e debolezza. Pertanto, è consigliabile consultarsi con un professionista sanitario prima di intraprendere una dieta chetogenica.

In sintesi, la chetosi 2.0 offre una serie di benefici per mente e corpo. La maggiore concentrazione e chiarezza mentale, la riduzione dello stress e il miglioramento della capacità di apprendimento sono solo alcuni dei vantaggi che si possono ottenere con questa dieta avanzata. Tuttavia, è essenziale comprendere le proprie esigenze individuali e adottare la chetosi 2.0 in modo consapevole e ben pianificato per massimizzare i suoi effetti positivi e promuovere una salute mentale ottimale

Gli impatti fisici della chetosi 2.0 sono uno degli aspetti più interessanti e discussi di questa dieta avanzata. La chetosi, uno stato metabolico in cui il corpo brucia i grassi come principale fonte di energia, offre una serie di vantaggi fisici che spaziano dalla perdita di peso all'aumento dei livelli di energia e al potenziamento delle prestazioni fisiche.

Uno dei benefici più evidenti della chetosi 2.0 è la perdita di peso. Riducendo drasticamente l'assunzione di carboidrati, il corpo entra in uno stato in cui deve cercare alternative per ottenere energia, e inizia a scomporre i grassi immagazzinati per produrre corpi chetonici. Questo processo di bruciare i grassi per ottenere energia è noto come chetogenesi, ed è ciò che permette di perdere peso in modo efficace.

Durante la chetosi, il corpo diventa più efficiente nell'utilizzare i grassi come fonte di energia, il che significa che anche quando non si fa attività fisica, si bruciano più grassi rispetto a una dieta ricca di carboidrati. Questo stato di bruciare i grassi in modo continuo è particolarmente utile per coloro che desiderano perdere peso o per coloro che vogliono mantenere il peso forma.

Inoltre, i corpi chetonici prodotti durante la chetosi possono sopprimere l'appetito, riducendo così la fame e contribuendo a limitare l'eccesso di calorie consumate. Questo effetto soppressore dell'appetito può facilitare il controllo delle porzioni e dei pasti, facilitando ulteriormente la perdita di peso.

Un altro importante impatto fisico della chetosi 2.0 è il miglioramento dei livelli di energia. Poiché i corpi chetonici forniscono una fonte di energia stabile e duratura, senza i picchi e i cali di zuccheri nel sangue associati all'assunzione di carboidrati, molte persone riportano di sperimentare una maggiore energia e una minore sensazione di affaticamento durante il giorno.

Questo aumento dell'energia può essere particolarmente benefico per coloro che svolgono attività fisiche regolari o per gli atleti che cercano di massimizzare le loro prestazioni. Durante l'esercizio, i corpi chetonici possono essere utilizzati come una fonte di energia alternativa ai carboidrati, offrendo una fonte di combustibile più duratura e costante per i muscoli.

Un'altra considerazione importante riguarda la capacità del corpo di adattarsi alla chetosi 2.0 nel tempo. Inizialmente, quando il corpo passa dalla dipendenza dai carboidrati alla combustione dei grassi, alcune persone possono sperimentare una fase di adattamento nota come "influenza da chetosi", con sintomi come mal di testa, affaticamento e crampi muscolari. Tuttavia, con il tempo e il mantenimento di una dieta chetogenica bilanciata, il corpo tende ad adattarsi a questo nuovo stato metabolico, riducendo l'intensità di questi sintomi e migliorando l'efficienza nell'utilizzo dei corpi chetonici come fonte di energia.

Inoltre, la chetosi 2.0 può avere effetti positivi sulla salute cardiovascolare. Studi hanno dimostrato che questa dieta può migliorare i livelli di trigliceridi e lipoproteine a bassa densità (LDL), spesso indicati come il "colesterolo cattivo", riducendo così il rischio di malattie cardiache.

In conclusione, gli impatti fisici della chetosi 2.0 sono molteplici e significativi. Questa dieta avanzata non solo favorisce la perdita di peso attraverso il metabolismo dei grassi, ma migliora anche i livelli di energia e le prestazioni fisiche. Il passaggio dal consumo di carboidrati a una dieta a basso contenuto di carboidrati e ricca di grassi può richiedere un periodo di adattamento, ma i benefici a lungo termine per la salute e il benessere sono notevoli. Come con qualsiasi cambiamento nella dieta, è sempre consigliabile consultarsi con un professionista sanitario prima di intraprendere una dieta chetogenica, specialmente se si hanno condizioni mediche preesistenti o dubbi riguardo alla sua idoneità.

Il ruolo dell'alimentazione nella chetosi 2.0 è di fondamentale importanza per raggiungere uno stato ottimale di chetosi e massimizzare i risultati benefici di questa dieta avanzata. Una dieta chetogenica ben strutturata si concentra sull'aumento dell'assunzione di grassi sani, mantenendo un apporto moderato di proteine e riducendo drasticamente l'assunzione di carboidrati. Questa combinazione di nutrienti è progettata per spingere il corpo a passare da un metabolismo che utilizza i carboidrati come principale fonte di energia a un metabolismo chetonico, dove i corpi chetonici diventano la principale fonte di combustibile per il corpo.

Gli alimenti chiave da includere nella dieta chetosi 2.0 sono quelli ricchi di grassi sani, come avocado, noci e semi, olio d'oliva, olio di cocco e burro. Questi grassi sono essenziali per fornire al corpo l'energia di cui ha bisogno durante la chetosi. È importante notare che non tutti i grassi sono uguali: è necessario evitare i grassi trans e idrogenati, spesso presenti negli alimenti processati, poiché possono essere dannosi per la salute.

Le proteine svolgono un ruolo fondamentale nella chetosi 2.0, ma devono essere consumate in quantità moderate. È importante scegliere fonti di proteine magre e di alta qualità, come carne, pesce, uova e latticini. Un eccesso di proteine nella dieta potrebbe essere convertito in glucosio attraverso un processo chiamato gluconeogenesi, potenzialmente ostacolando il raggiungimento e il mantenimento dello stato di chetosi.

Un aspetto chiave della dieta chetogenica è la riduzione drastica dell'assunzione di carboidrati. I carboidrati vengono convertiti in glucosio, che è la principale fonte di energia del corpo quando seguono una dieta standard. Tuttavia, nella chetosi 2.0, si cerca di mantenere l'assunzione di carboidrati a un livello molto basso, generalmente tra 20 e 50 grammi al giorno. Ciò implica l'eliminazione di cibi ad alto contenuto di carboidrati come pane, pasta, riso, patate e zuccheri aggiunti.

Invece, nella dieta chetogenica si possono includere piccole quantità di verdure a basso contenuto di carboidrati come spinaci, cavoli, broccoli, zucchine e asparagi, poiché forniscono importanti nutrienti e fibre senza compromettere la chetosi.

Per raggiungere uno stato ottimale di chetosi, è fondamentale monitorare attentamente l'assunzione di macronutrienti e tenere traccia dei carboidrati, proteine e grassi consumati. L'obiettivo è trovare il giusto equilibrio per il proprio corpo in modo da stimolare la chetosi e garantire che i corpi chetonici vengano prodotti in quantità adeguate.

È importante notare che l'adozione di una dieta chetogenica può richiedere un periodo di adattamento per il corpo, soprattutto se si è abituati a consumare un'alta quantità di carboidrati. Durante questa fase, alcune persone possono sperimentare sintomi come l'influenza da chetosi, con affaticamento, mal di testa e crampi muscolari. Tuttavia, questi sintomi tendono a scomparire con il tempo mentre il corpo si adatta al nuovo stato metabolico.

Per aiutare a raggiungere uno stato ottimale di chetosi e massimizzare i risultati, è possibile utilizzare test di chetoni nel sangue o nelle urine per monitorare i livelli di corpi chetonici. Questo può fornire informazioni preziose per regolare l'alimentazione e mantenere uno stato costante di chetosi.

In conclusione, il ruolo dell'alimentazione nella chetosi 2.0 è cruciale per ottenere i massimi benefici da questa dieta avanzata. Concentrandosi sull'aumento dell'assunzione di grassi sani, mantenendo un moderato apporto di proteine e riducendo drasticamente l'assunzione di carboidrati, si può stimolare il corpo a passare da un metabolismo basato su carboidrati a uno basato su corpi chetonici. Con un'attenta pianificazione e monitoraggio, la chetosi 2.0 può offrire una serie di vantaggi per la salute, tra cui la perdita di peso, un aumento dei livelli di energia e il potenziamento delle prestazioni fisiche. Come sempre, è consigliabile consultarsi con un professionista sanitario prima di intraprendere una dieta chetogenica, specialmente se si hanno condizioni mediche preesistenti o dubbi riguardo alla sua idoneità.

5 Le considerazioni importanti riguardanti la chetosi 2.0 sono essenziali per garantire un'adozione sicura e ben riuscita di questa dieta avanzata. Pur offrendo una serie di benefici per mente e corpo, la chetosi 2.0 non è adatta a tutti e può comportare alcune precauzioni e possibili effetti collaterali. È fondamentale comprendere queste considerazioni prima di intraprendere questa dieta e consultarsi con un professionista sanitario per valutare la sua idoneità individuale.

Prima di adottare la chetosi 2.0, è importante considerare alcune avvertenze. Questa dieta è particolarmente restrittiva, poiché richiede una significativa riduzione dell'assunzione di carboidrati, il che potrebbe essere difficile da seguire per alcune persone. Inoltre, la chetosi 2.0 potrebbe non essere adatta a individui con alcune condizioni mediche preesistenti, come problemi renali o epatici, diabete di tipo 1, disordini dell'assorbimento dei grassi o disturbi alimentari. In questi casi, è meglio evitare la chetosi 2.0 o intraprenderla solo sotto stretta supervisione medica.

Un'altra considerazione importante riguarda l'equilibrio nutrizionale. Pur concentrandosi sulle giuste proporzioni di grassi, proteine e carboidrati, è essenziale assicurarsi di consumare una varietà di cibi nutrienti per garantire di ottenere tutte le vitamine, i minerali e le sostanze nutritive necessarie per la salute generale. L'eccesso di alimenti altamente processati o poveri di nutrienti potrebbe comportare carenze nutrizionali e compromettere la salute a lungo termine.

Durante la transizione verso la chetosi 2.0, molte persone possono sperimentare l'influenza da chetosi, una fase di adattamento iniziale in cui il corpo si abitua a bruciare i grassi come fonte di energia. Questa fase può causare sintomi come affaticamento, mal di testa, crampi muscolari e nausea. Tuttavia, questi sintomi tendono a diminuire con il tempo mentre il corpo si abitua alla dieta chetogenica. È consigliabile mantenere un'adeguata idratazione e aumentare l'assunzione di sodio e potassio per aiutare a mitigare questi effetti collaterali.

Per affrontare l'influenza da chetosi e garantire un'adozione sicura e ben riuscita della chetosi 2.0, è importante seguire alcuni consigli pratici. Innanzitutto, pianificare i pasti in anticipo può essere utile per assicurarsi di soddisfare i requisiti nutrizionali e evitare la tentazione di cibi non idonei alla dieta chetogenica. Concentrarsi su alimenti nutrienti e ricchi di grassi sani, proteine magre e verdure a basso contenuto di carboidrati può contribuire a garantire una dieta bilanciata.

L'integrazione con vitamine e minerali può essere utile per ridurre il rischio di carenze durante la chetosi 2.0. Parlarne con un professionista sanitario può aiutare a determinare quali integratori potrebbero essere necessari per integrare la dieta.

Un altro aspetto importante da considerare è la monitorizzazione dei livelli di corpi chetonici. Utilizzare test di chetoni nel sangue o nelle urine può fornire informazioni sulla presenza e l'intensità della chetosi. Questo può aiutare a mantenere il controllo dei progressi e adattare la dieta di conseguenza.

Infine, è essenziale ascoltare il proprio corpo e adattare la dieta chetogenica in base alle esigenze individuali. Se ci si sente affaticati, deboli o sperimenta altri sintomi negativi, è importante prendere in considerazione eventuali modifiche alla dieta o consultarsi con un professionista sanitario.

In conclusione, le considerazioni importanti sulla chetosi 2.0 sono fondamentali per garantire un'adozione sicura e ben riuscita di questa dieta avanzata. Prima di intraprendere la chetosi 2.0, è consigliabile valutare attentamente la sua idoneità individuale e consultarsi con un professionista sanitario. Concentrarsi su una dieta bilanciata, affrontare l'influenza da chetosi con consigli pratici e monitorare attentamente il proprio corpo possono contribuire a massimizzare i benefici della chetosi 2.0 per la salute e il benessere a lungo termine.

Capitolo 2: "Chetosi 2.0 nella Pratica: Cosa Mangiare e Cosa Evitare"

1 I principi fondamentali della chetosi rappresentano un elemento centrale per comprendere il funzionamento di questa dieta avanzata. La chetosi è uno stato metabolico in cui il corpo passa da una fonte di energia basata principalmente sui carboidrati a una basata sui grassi. Questo cambiamento metabolico è il risultato di una dieta a basso contenuto di carboidrati e ricca di grassi sani, che induce il corpo a produrre e utilizzare i corpi chetonici come principale fonte di combustibile. Spiegare dettagliatamente come avviene questa trasformazione può aiutare a comprendere meglio i benefici della chetosi.

Il corpo umano è naturalmente abituato a utilizzare il glucosio, che deriva principalmente dai carboidrati, come fonte di energia primaria. Quando si consumano cibi ricchi di carboidrati, il corpo scompone gli zuccheri presenti negli alimenti in glucosio. Questo glucosio viene quindi immesso nel sangue e trasportato alle cellule del corpo, dove viene utilizzato per fornire l'energia necessaria per sostenere le diverse attività quotidiane.

Tuttavia, quando si riduce drasticamente l'assunzione di carboidrati, il glucosio diventa meno disponibile per il corpo. In risposta a questa situazione, il corpo inizia a cercare altre fonti di energia per soddisfare le proprie esigenze metaboliche. A questo punto, il fegato inizia a convertire i grassi in molecole chiamate corpi chetonici attraverso un processo noto come chetogenesi.

I corpi chetonici sono un gruppo di molecole, tra cui acetone, aceto-acetato e beta-idrossibutirrato, che possono essere utilizzati come combustibile alternativo al glucosio. Essi vengono prodotti quando il fegato decompone i grassi in acidi grassi liberi e li trasforma nei corpi chetonici. I corpi chetonici possono attraversare la barriera emato-encefalica e fornire energia al cervello e ad altre cellule del corpo.

Il passaggio del corpo dalla dipendenza dai carboidrati alla chetosi può richiedere un po' di tempo. Inizialmente, quando si riducono i carboidrati, il corpo può resistere al cambiamento e cercare di continuare a utilizzare il glucosio come fonte di energia. Durante questa fase di transizione, alcune persone possono sperimentare sintomi noti come "influenza da chetosi", come affaticamento, mal di testa, crampi muscolari e irritabilità. Tuttavia, man mano che il corpo si adatta alla nuova situazione, inizia a utilizzare i corpi chetonici in modo più efficiente e questi sintomi tendono a diminuire.

Una volta stabilita la chetosi, il corpo diventa più efficiente nel bruciare i grassi come fonte di energia, e il metabolismo può adattarsi per sostenere questa nuova modalità energetica. Con una dieta chetogenica ben strutturata e bilanciata, il corpo può mantenere uno stato di chetosi costante, utilizzando i corpi chetonici come combustibile principale e bruciando i grassi immagazzinati per ottenere energia.

Questa trasformazione metabolica è ciò che rende la chetosi un'opzione attraente per coloro che cercano di perdere peso e migliorare la salute. Con la chetosi, il corpo diventa un efficace brucia grassi, e questo può portare a una riduzione significativa del grasso corporeo, soprattutto quando combinato con un deficit calorico controllato e un adeguato esercizio fisico.

In conclusione, i principi fondamentali della chetosi riguardano il passaggio del corpo da una fonte di energia basata principalmente sui carboidrati a una basata sui grassi. Riducendo drasticamente l'assunzione di carboidrati e aumentando il consumo di grassi sani, il corpo inizia a produrre corpi chetonici per fornire energia a cervello e muscoli. Con una dieta chetogenica ben pianificata e bilanciata, il corpo può mantenere uno stato di chetosi costante e trarre vantaggio dai numerosi benefici di questa modalità metabolica, tra cui la perdita di peso, l'aumento dei livelli di energia e il miglioramento della salute generale.

Nella dieta chetogenica, la scelta degli alimenti giusti è fondamentale per garantire il successo e i benefici della chetosi. Gli alimenti consigliati per la chetosi sono quelli ricchi di grassi sani e poveri di carboidrati. Questa combinazione permette al corpo di entrare in uno stato di chetosi e bruciare i grassi come principale fonte di energia. Vediamo una panoramica degli alimenti più indicati da includere nella dieta chetogenica:

1. Avocado: L'avocado è un alimento ricco di grassi sani, tra cui acidi grassi monoinsaturi, che possono aiutare a migliorare la salute del cuore e abbassare il colesterolo. Inoltre, l'avocado è anche una buona fonte di fibre, vitamine (come la vitamina K, C e le vitamine B) e minerali (come il potassio), rendendolo un alimento nutriente da includere nella dieta chetogenica.

2. Olio di cocco: L'olio di cocco è un grasso sano ricco di trigliceridi a catena media (MCT), che sono facilmente convertiti in corpi chetonici dal fegato. Questo lo rende un ottimo alimento per sostenere la chetosi. L'olio di cocco è anche resistente al calore, il che lo rende ideale per la cottura ad alte temperature.

3. Carne magra: La carne magra, come pollo, tacchino, manzo magro e maiale, è una fonte di

proteine di alta qualità, essenziali per la costruzione e il mantenimento della massa muscolare. È importante selezionare tagli di carne magra per ridurre l'apporto di grassi saturi. La carne magra è priva di carboidrati, il che la rende una scelta ideale nella dieta chetogenica.

4. Pesce: Il pesce è un'ottima fonte di proteine di alta qualità e contiene anche acidi grassi omega-3 benefici per la salute cardiaca e cerebrale. Alcuni pesci grassi, come salmone, sgombro e sardine, sono particolarmente ricchi di omega-3 e possono essere inclusi nella dieta chetogenica.

5. Uova: Le uova sono una delle migliori fonti di proteine complete e contengono anche grassi sani, vitamine e minerali essenziali. Sono un'opzione versatile per la dieta chetogenica e possono essere consumate in vari modi, come sode, fritte o come base per ricette chetogeniche.

6. Verdure a basso contenuto di carboidrati: Le verdure a foglia verde, come spinaci, cavoli, lattuga e bietole, sono ottime scelte nella dieta chetogenica perché sono ricche di nutrienti e contengono pochi carboidrati. Altre verdure a basso contenuto di carboidrati includono zucchine, asparagi, cavolfiori, broccoli e cetrioli.

7. Formaggi grassi: I formaggi grassi, come il formaggio cheddar, il brie, il gouda e il burro,

possono essere inclusi nella dieta chetogenica. Sono una buona fonte di grassi e proteine e possono essere utilizzati per aggiungere sapore e sostenere la sazietà durante la dieta chetogenica.

8. Noci e semi: Noci come le noci, le mandorle, i semi di lino e i semi di chia sono ricchi di grassi sani e fibre. Possono essere spuntini soddisfacenti nella dieta chetogenica e possono essere aggiunti a ricette per aumentare l'apporto di grassi e nutrienti.

È importante notare che, mentre questi alimenti sono consigliati nella dieta chetogenica, è necessario considerare anche le porzioni e l'equilibrio nutrizionale. Troppo grasso può portare a un eccesso calorico, mentre un'eccessiva quantità di proteine potrebbe rallentare la chetosi. Mantenere l'assunzione di carboidrati sotto il limite consentito è fondamentale per sostenere la chetosi.

In conclusione, gli alimenti consigliati nella dieta chetogenica sono ricchi di grassi sani e poveri di carboidrati. Avocado, olio di cocco, carne magra, pesce, uova, verdure a basso contenuto di carboidrati, formaggi grassi e noci e semi sono tutte ottime opzioni da includere nella dieta per sostenere la chetosi e massimizzare i benefici della dieta chetogenica. Ricordarsi di mantenere una dieta bilanciata e controllare le porzioni è essenziale per garantire un'adozione sicura e ben riuscita di questo approccio dietetico.

Nella dieta chetogenica, uno degli aspetti fondamentali è evitare o ridurre drasticamente l'assunzione di alimenti ad alto contenuto di carboidrati e zuccheri. Poiché l'obiettivo principale della chetosi è spingere il corpo a utilizzare i grassi come fonte di energia, limitare i carboidrati è essenziale per mantenere uno stato metabolico chetonico. Di seguito, una lista di alimenti da evitare o ridurre nella dieta chetogenica:

1. Pane e prodotti da forno: Il pane è ricco di carboidrati, soprattutto nella sua forma tradizionale. Quindi, pane bianco, integrale, baguette, focacce, croissant, muffin e altri prodotti da forno dovrebbero essere evitati o sostituiti con alternative a basso contenuto di carboidrati.

2. Pasta e riso: La pasta e il riso sono alimenti a elevato contenuto di carboidrati, poiché sono ricchi di amidi. Sono cibi molto comuni nelle diete tradizionali, ma nella chetosi devono essere limitati o sostituiti con alternative a base di verdure a basso contenuto di carboidrati, come spaghetti di zucca o riso di cavolfiore.

3. Dolci e caramelle: I dolci, come biscotti, torte, ciambelle, cioccolata e caramelle, contengono grandi quantità di zuccheri aggiunti e carboidrati

raffinati. Questi alimenti possono provocare picchi di zuccheri nel sangue, che sono da evitare nella chetosi.

4. Bevande zuccherate: Le bevande zuccherate, come bibite, succhi di frutta e bevande energetiche, sono spesso cariche di zuccheri e carboidrati. Sono una delle principali fonti di zuccheri aggiunti nella dieta moderna e dovrebbero essere completamente evitate nella chetosi. L'acqua e le bevande non zuccherate, come tè e caffè senza zucchero, sono opzioni più adatte nella dieta chetogenica.

5. Frutta ad alto contenuto di zuccheri: Anche se la frutta è spesso considerata salutare, alcuni tipi sono ricchi di zuccheri naturali come il glucosio e il fruttosio. Frutti come banane, uva, mele, pere, manghi e ananas sono particolarmente ad alto contenuto di carboidrati e dovrebbero essere consumati con moderazione o evitati completamente nella chetosi. Alcuni frutti a basso contenuto di carboidrati, come le bacche, possono essere inclusi nella dieta chetogenica in piccole quantità.

6. Patate e prodotti a base di patate: Le patate sono ricche di carboidrati complessi, quindi patatine, purea di patate, patate fritte e altri prodotti a base di patate sono da evitare nella chetosi.

7. Cibi zuccherati e condimenti: Alcuni cibi confezionati, come salse, ketchup, condimenti per insalate e barrette proteiche, possono contenere quantità significative di zuccheri aggiunti. Leggere attentamente le etichette degli alimenti è importante per identificare eventuali fonti nascoste di carboidrati e zuccheri.

Evitare questi alimenti nella dieta chetogenica è essenziale per mantenere uno stato costante di chetosi e ottenere i benefici desiderati. La restrizione dei carboidrati spinge il corpo a bruciare i grassi come fonte di energia, favorendo la perdita di peso e migliorando i livelli di energia. Inoltre, ridurre l'assunzione di zuccheri può aiutare a migliorare la sensibilità all'insulina e a ridurre il rischio di problemi metabolici.

Per sostituire gli alimenti ad alto contenuto di carboidrati nella dieta chetogenica, è possibile utilizzare alternative a basso contenuto di carboidrati come spaghetti di zucca, riso di cavolfiore o farina di mandorle per preparare dolci chetogenici. Concentrarsi su alimenti a base di grassi sani, proteine magre e verdure a basso contenuto di carboidrati è il modo migliore per mantenere uno stato di chetosi costante e massimizzare i benefici della dieta chetogenica per la salute e il benessere generale. Come sempre, consultarsi con un professionista sanitario prima di intraprendere una dieta chetogenica è consigliato, specialmente per coloro che hanno condizioni mediche preesistenti o dubbi riguardo alla sua idoneità.

La pianificazione dei pasti e la preparazione di ricette chetogeniche gustose e nutrienti sono elementi chiave per una dieta chetogenica ben riuscita. La chetosi richiede un'attenzione particolare agli alimenti consumati e ai macronutrienti introdotti, quindi pianificare in anticipo i pasti può aiutare a mantenere uno stato costante di chetosi e massimizzare i benefici della dieta. Di seguito sono riportati alcuni suggerimenti pratici per pianificare i pasti nella chetosi e fornire esempi di ricette gustose e nutrienti che si adattano ai principi della dieta chetogenica:

Pianificazione dei pasti:

1. Calcolare le proporzioni di nutrienti: Una dieta chetogenica di solito prevede una composizione nutrizionale di circa 70-75% di grassi, 20-25% di proteine e 5-10% di carboidrati. Utilizzare uno strumento di calcolo delle calorie e dei nutrienti per determinare le quantità esatte di ciascun macronutriente necessario per raggiungere gli obiettivi chetogenici.

2. Creare un elenco di alimenti consentiti: Identificare una lista di alimenti adatti alla dieta chetogenica, tra cui grassi sani, proteine magre e verdure a basso

contenuto di carboidrati. Utilizzare questo elenco come guida per la pianificazione dei pasti.

3. Pianificare pasti bilanciati: Assicurarsi di includere una fonte di proteine, una fonte di grassi sani e verdure a basso contenuto di carboidrati in ogni pasto. Questo aiuterà a garantire un apporto nutrizionale equilibrato e a massimizzare i benefici della chetosi.

4. Fare scorta di ingredienti chiave: Mantenere una dispensa ben fornita con ingredienti chetogenici essenziali, come olio di cocco, farina di mandorle, uova, verdure a basso contenuto di carboidrati e proteine magre. In questo modo, sarà più facile preparare pasti chetogenici senza doversi preoccupare di correre a fare la spesa ogni giorno.

Esempi di ricette chetogeniche:

1. Insalata di pollo e avocado: Questa deliziosa insalata combina pollo grigliato, avocado, lattuga, pomodori e formaggio cheddar. Condirla con olio d'oliva e aceto di mele per ottenere un pasto gustoso e ricco di grassi sani.

2. Salmone al forno con asparagi: Il salmone è un'ottima fonte di proteine e acidi grassi omega-3 benefici. Servirlo con asparagi al forno, conditi con olio d'oliva e spezie, per un pasto sano e gustoso.

3. Uova in camicia con avocado: Le uova sono una scelta ideale per la dieta chetogenica e possono essere preparate in molti modi. Le uova in camicia servite con avocado affettato sono una colazione o un pasto leggero e veloce, ricco di grassi sani e proteine.

4. Zucchine ripiene di carne macinata: Tagliare le zucchine a metà e svuotarle, quindi riempirle con carne macinata e formaggio. Cuocerle al forno per un pasto saporito e a basso contenuto di carboidrati.

5. Spaghetti di zucca con pesto di avocado: Utilizzare una spirale di zucca come sostituto delle tradizionali spaghetti e condire con un pesto di avocado fatto in casa. Questo piatto è nutriente, ricco di grassi sani e povero di carboidrati.

6. Pollo al curry con cavolfiore al forno: Preparare un gustoso pollo al curry con latte di cocco e verdure a basso contenuto di carboidrati. Servirlo con cavolfiore al forno per un pasto ricco di sapori e nutrienti.

7. Tofu saltato in padella con verdure: Questo piatto vegetariano è ricco di proteine e verdure. Saltare il tofu con verdure come peperoni, zucchine e broccoli in una salsa a basso contenuto di carboidrati per una cena sana e gustosa.

8. Pancakes di ricotta a basso contenuto di carboidrati: Utilizzare la ricotta e le uova come base per preparare pancake a basso contenuto di carboidrati. Servirli con frutti di bosco e una spruzzata di panna montata senza zucchero per una colazione deliziosa e chetogenica.

In conclusione, la pianificazione dei pasti e la preparazione di ricette chetogeniche gustose e nutrienti sono fondamentali per una dieta chetogenica ben riuscita. Calcolare le proporzioni di nutrienti, creare un elenco di alimenti consentiti, pianificare pasti bilanciati e fare scorta di ingredienti chiave sono suggerimenti pratici per una pianificazione efficace dei pasti chetogenici. Le ricette chetogeniche possono essere gustose e soddisfacenti, includendo proteine magre, grassi sani e verdure a basso contenuto di carboidrati. Sperimentare con diversi ingredienti e sapori può rendere la dieta chetogenica un'esperienza culinaria appagante e sostenibile nel tempo. Come sempre, consultarsi con un professionista sanitario prima di intraprendere la dieta chetogenica è consigliato, specialmente per coloro che hanno condizioni mediche preesistenti o dubbi riguardo alla sua idoneità.

Capitolo 3: "Chetosi 2.0 e la Memoria: Potenziare il Recupero di Informazioni"

Durante la chetosi, il corpo produce corpi chetonici, molecole di energia alternativa, attraverso il processo di scomposizione dei grassi. Queste sostanze possono attraversare la barriera ematoencefalica, una membrana altamente selettiva che separa la circolazione sanguigna dal cervello, e diventare una fonte di energia essenziale per il cervello. Questo meccanismo è fondamentale per capire gli effetti positivi della chetosi sulla funzione cognitiva e il potenziale miglioramento della memoria e dell'apprendimento.

Il cervello è un organo altamente energetico che richiede una quantità significativa di carburante per funzionare adeguatamente. Di solito, il cervello utilizza principalmente glucosio, una forma di zucchero, come fonte di energia. Tuttavia, durante la chetosi, quando l'assunzione di carboidrati è ridotta al minimo, il corpo inizia a bruciare i grassi per produrre corpi chetonici. Questi corpi chetonici, tra cui aceto acetato, idrossibu tirrato e acetone, rappresentano una riserva di energia efficiente e sostenibile per il cervello.

Uno dei principali effetti positivi della chetosi sulla funzione cognitiva è legato alla capacità dei corpi chetonici di fornire una fonte di energia stabile e continua per il cervello. Mentre il glucosio può subire fluttuazioni e picchi dopo i pasti, i corpi chetonici sono prodotti costantemente durante la chetosi, mantenendo il cervello alimentato in modo uniforme. Ciò può contribuire a migliorare la concentrazione e la focalizzazione mentale.

Inoltre, la chetosi può promuovere il potenziale miglioramento della memoria e dell'apprendimento attraverso diversi meccanismi. La funzione cerebrale è influenzata anche da neurotrasmettitori e ormoni che possono essere influenzati positivamente dalla chetosi. Ad esempio, durante la chetosi, il cervello può aumentare la produzione di un neurotrasmettitore chiamato BDNF (Brain-Derived Neurotrophic Factor), che svolge un ruolo cruciale nella plasticità sinaptica e nella formazione di nuove connessioni neurali, migliorando la memoria a lungo termine e l 'apprendimento.

Inoltre, i corpi chetonici possono avere effetti antinfiammatori e antiossidanti nel cervello, aiutando a proteggere le cellule nervose da danni e infiammazioni, che possono essere dannosi per la funzione cognitiva. Questi effetti protettivi possono contribuire a mantenere la salute del cervello nel tempo e ridurre il rischio di declino cognitivo correlato all'età.

Studi e ricerche cliniche hanno fornito prove di sostegno dell'effetto positivo della chetosi sulla funzione cognitiva. Ad esempio, alcuni studi hanno dimostrato che persone sottoposte a una dieta chetogenica hanno sperimentato miglioramenti nella memoria a breve termine, nella concentrazione e nella velocità di elaborazione delle informazioni. Altri studi hanno evidenziato il potenziale della chetosi nel supportare la funzione cerebrale nelle persone con condizioni neurologiche come l'epilessia e il morbo dell'Alzheimer.

Tuttavia, è importante notare che gli effetti della chetosi sulla funzione cognitiva possono variare da individuo a individuo, ei risultati possono dipendere da fattori come la durata della chetosi, il livello di chetosi raggiunto e le esigenze individuali del cervello. Inoltre, la chetosi può comportare adattamenti iniziali che possono influenzare le prestazioni cognitive in modo transitorio. Alcune persone potrebbero sperimentare un periodo di adattamento in cui si verificano effetti collaterali come affaticamento e nebbia mentale, prima di sperimentare i pieni benefici cognitivi della chetosi.

In conclusione, i corpi chetonici prodotti durante la chetosi possono attraversare la barriera emato encefalica e diventare una fonte di energia essenziale per il cervello. Gli effetti positivi della chetosi sulla funzione cognitiva possono includere una fornitura stabile di

34

energia al cervello, il potenziale miglioramento della memoria e dell'apprendimento e una protezione neuro protettiva contro infiammazioni e danni cellulari. Tuttavia, è importante considerare i bisogni individuali e consultarsi con un professionista sanitario prima di intraprendere una dieta chetogenica, specialmente per coloro che hanno condizioni mediche preesistenti o dubbi riguardo alla sua idoneità.

2 Esplorare il legame tra chetosi e benessere mentale è di fondamentale importanza per comprendere come una dieta chetogenica può influenzare il sistema nervoso e ridurre lo stress. Negli ultimi anni, gli studi hanno suggerito che la chetosi potrebbe avere effetti positivi sulla salute mentale e contribuire a migliorare la gestione dello stress e dell'ansia.

Una delle principali vie attraverso cui la chetosi può influenzare il benessere mentale è il sistema nervoso autonomo. Questo sistema regola le funzioni involontarie del corpo, come la frequenza cardiaca, la pressione sanguigna, la digestione e la risposta allo stress. In particolare, la chetosi sembra influenzare il ramo parasimpatico del sistema nervoso autonomo, che è coinvolto nel rilassamento, nella digestione e nel recupero.

Gli studi hanno dimostrato che la chetosi può aumentare l'attività del sistema nervoso parasimpatico e ridurre l'attivazione del sistema nervoso simpatico, responsabile della risposta allo stress. Questo può tradursi in una maggiore sensazione di calma e rilassamento, oltre a una riduzione dello stress e dell'ansia.

Un altro meccanismo attraverso cui la chetosi può influenzare il benessere mentale è attraverso la regolazione dei neurotrasmettitori nel cervello. Durante la chetosi, i livelli di alcuni neurotrasmettitori chiave, come la serotonina e il GABA, possono aumentare. La serotonina è comunemente associata a una sensazione di benessere e felicità, mentre il GABA svolge un ruolo importante nel ridurre l'eccitabilità delle cellule nervose, favorendo così un maggior senso di calma e relax.

Uno studio pubblicato nel 2018 sulla rivista Frontiers in Psychology ha esaminato gli effetti della chetosi sulla salute mentale e sullo stress in pazienti con obesità. I ricercatori hanno osservato che dopo 12 settimane di dieta chetogenica, i partecipanti hanno riportato una significativa riduzione del livello di stress percepito e dell'ansia. Inoltre, è stato riscontrato un miglioramento delle misure oggettive di benessere mentale, come l'umore e la qualità del sonno.

Un altro studio, pubblicato nel 2019 sulla rivista Nutrients, ha esaminato l'effetto della chetosi su adulti con sindrome metabolica, una condizione caratterizzata da obesità, ipertensione e alti livelli di zucchero nel sangue. I partecipanti a una dieta chetogenica hanno riportato un miglioramento significativo dei sintomi depressivi e una riduzione dello stress percepito rispetto a quelli su una dieta tradizionale.

Oltre alla riduzione dello stress e dell'ansia, la chetosi può anche influenzare positivamente il benessere mentale attraverso il miglioramento della funzione cognitiva. Come menzionato nel punto precedente, i corpi chetonici possono diventare una fonte di energia essenziale per il cervello, fornendo una stabilità energetica che può migliorare la concentrazione, l'attenzione e la memoria.

Va sottolineato che gli effetti della chetosi sul benessere mentale possono variare da individuo a individuo. Alcune persone possono sperimentare una maggiore sensazione di calma e chiarezza mentale durante la chetosi, mentre altre potrebbero non avvertire cambiamenti significativi. La risposta individuale alla chetosi dipende da diversi fattori, tra cui la predisposizione genetica, lo stile di vita, lo stato di salute generale e la composizione della dieta.

In conclusione, la chetosi può influenzare positivamente il benessere mentale attraverso diversi meccanismi, tra cui l'effetto sul sistema nervoso autonomo e la regolazione dei neurotrasmettitori nel cervello. Studi e ricerche hanno dimostrato che la chetosi può contribuire a ridurre i livelli di stress e migliorare la gestione dell'ansia. Inoltre, la chetosi può favorire il miglioramento della funzione cognitiva, offrendo potenziali benefici per la concentrazione, l'apprendimento e la memoria. Tuttavia, è importante notare che gli effetti della chetosi sul benessere mentale possono variare da individuo a individuo e che ulteriori ricerche sono necessarie per comprendere appieno il rapporto tra chetosi e salute mentale. Come sempre, consultarsi con un professionista sanitario prima di intraprendere la dieta chetogenica è consigliato, specialmente per coloro che hanno condizioni mediche preesistenti o dubbi riguardo alla sua idoneità.

Gli effetti neuro protettivi della chetosi sono oggetto di crescente interesse nella ricerca medica e potrebbero avere implicazioni significative per la prevenzione e il trattamento di malattie neurodegenerative come l'Alzheimer e il Parkinson. Queste condizioni sono caratterizzate da una progressiva degenerazione delle cellule nervose del cervello, che porta a una perdita delle funzioni cognitive e motorie. La chetosi sembra avere un ruolo nel preservare la salute del cervello e nella protezione delle cellule cerebrali da danni e infiammazioni.

Uno dei principali meccanismi attraverso cui la chetosi può esercitare effetti neuro protettivi è il ruolo dei corpi chetonici come fonte alternativa di energia per il cervello. Durante la chetosi, quando l'apporto di carboidrati è ridotto, il fegato converte gli acidi grassi in corpi chetonici. Questi corpi chetonici possono essere utilizzati come una fonte di energia aggiuntiva per il cervello, fornendo una via metabolica alternativa al glucosio.

I corpi chetonici sembrano avere proprietà antiossidanti e anti-infiammatorie che possono contribuire a ridurre i danni ossidativi e l'infiammazione nel cervello. In condizioni patologiche come l'Alzheimer e il Parkinson, l'infiammazione può giocare un ruolo chiave nella progressione della malattia e nella degenerazione delle cellule nervose. I corpi chetonici possono aiutare a ridurre questa infiammazione e a proteggere le cellule cerebrali dai danni.

Studi sugli animali hanno dimostrato che la chetosi può avere effetti neuro protettivi. Ad esempio, la somministrazione di una dieta chetogenica a topi con sintomi simili all'Alzheimer ha dimostrato di migliorare la funzione cognitiva e di ridurre l'accumulo di placche amiloidi nel cervello, che sono una caratteristica della malattia. Altri studi sugli animali hanno suggerito che la chetosi può proteggere le cellule cerebrali dalla morte e dallo stress ossidativo.

Oltre alla riduzione dell'infiammazione, i corpi chetonici possono anche influenzare la segnalazione delle cellule cerebrali. Si è scoperto che i corpi chetonici influenzano l'espressione dei geni coinvolti nella plasticità sinaptica, cioè la capacità delle sinapsi (le connessioni tra le cellule nervose) di adattarsi e cambiare in risposta all'esperienza e all'apprendimento. Questo può avere un ruolo nella preservazione della funzione cognitiva e nella protezione delle connessioni cerebrali nel corso del tempo.

Un altro meccanismo attraverso cui la chetosi può esercitare effetti neuro protettivi è il potenziale miglioramento della funzione mitocondriale nel cervello. I mitocondri sono le "centrali energetiche" delle cellule e giocano un ruolo cruciale nella produzione di energia. La chetosi sembra favorire il funzionamento dei mitocondri nel cervello, migliorando così la capacità delle cellule cerebrali di produrre energia e di sopravvivere a condizioni di stress.

Tuttavia, è importante notare che la ricerca sugli effetti neuro protettivi della chetosi è ancora in fase iniziale e molte delle evidenze attuali si basano su studi sugli animali o studi osservazionali su piccoli gruppi di pazienti. Ulteriori ricerche e studi clinici sono necessari per confermare questi risultati e per comprendere appieno il potenziale ruolo della chetosi nella prevenzione e nel trattamento delle malattie neurodegenerative.

In conclusione, gli effetti neuro protettivi della chetosi possono avere implicazioni significative per la prevenzione e il trattamento di malattie neurodegenerative come l'Alzheimer e il Parkinson. I corpi chetonici sembrano svolgere un ruolo chiave nella riduzione dell'infiammazione e nella protezione delle cellule cerebrali da danni e stress ossidativo. Tuttavia, la ricerca è ancora in fase iniziale e ulteriori studi sono necessari per confermare questi risultati e comprendere appieno i meccanismi attraverso cui la chetosi può influenzare la salute del cervello. Come sempre, consultarsi con un professionista sanitario prima di intraprendere la dieta chetogenica è consigliato, specialmente per coloro che hanno condizioni mediche preesistenti o dubbi riguardo alla sua idoneità.

Adottare una dieta chetogenica in modo sicuro ed efficace può essere un potente strumento per potenziare la mente e migliorare la funzione cognitiva. Tuttavia, è importante farlo in modo attento e ben informato, poiché la chetosi è un cambiamento significativo nel metabolismo del corpo. Ecco alcuni suggerimenti per adottare una dieta chetogenica in modo sicuro e ottimale per massimizzare i risultati cognitivi:

1. **Consultarsi con un professionista sanitario**: Prima di iniziare qualsiasi cambiamento significativo nella dieta, è essenziale consultarsi con un medico o un dietologo esperto nella dieta chetogenica. Questo aiuterà a identificare se la chetosi è adatta al tuo stile di vita e alla tua salute generale e consentirà di impostare un piano nutrizionale personalizzato.

2. **Gradualità nella transizione**: La transizione verso una dieta chetogenica può essere intensa per il corpo, quindi è consigliabile adottare un approccio graduale. Riduci gradualmente l'apporto di carboidrati e aumenta

progressivamente l'apporto di grassi sani e proteine magre per permettere al corpo di adattarsi.

3. **Monitorare i livelli di chetosi**: Utilizza strumenti come i test delle urine o i contatori di chetoni nel sangue per monitorare i livelli di chetosi. Questo ti aiuterà a verificare se il tuo corpo sta entrando nello stato di chetosi e a mantenere la dieta su una base chetogenica.

4. **Assunzione adeguata di grassi sani**: La chetosi richiede un aumento dell'apporto di grassi nella dieta, ma è importante scegliere fonti di grassi sani, come olio di cocco, avocado, noci e semi, oli di pesce e burro chiarificato (ghie). Evita grassi trans e oli vegetali raffinati.

5. **Bilanciare le proteine**: Consuma proteine nella quantità adeguata per le tue esigenze individuali. L'eccesso di proteine può essere convertito in glucosio attraverso un processo chiamato glucone o genesi, che potrebbe ostacolare il raggiungimento della chetosi.

6. **Integrare con micronutrienti**: Assicurati di assumere una varietà di verdure a basso contenuto di carboidrati per ottenere una vasta gamma di micronutrienti. Puoi anche considerare l'uso di integratori di vitamine e minerali, soprattutto se segui una dieta chetogenica restrittiva.

7. **Idratazione adeguata**: La chetosi può portare a una maggiore escrezione di acqua e minerali, quindi è importante mantenere un'adeguata idratazione e integrare con elettroliti come sodio, potassio e magnesio.

8. **Gestire gli effetti collaterali**: La transizione alla chetosi può causare alcuni effetti collaterali, noti come "influenza chetogenica" o "cheto-influenza". Questi possono includere stanchezza, vertigini e nausea. Mantieni un adeguato riposo, idratazione e integrazione di elettroliti per aiutare ad affrontare questi effetti temporanei.

9. **Aumenta l'attività fisica**: L'attività fisica regolare può essere utile durante la chetosi per favorire il consumo di grassi e migliorare l'efficienza metabolica. Tuttavia, durante la transizione, potresti avere un calo temporaneo delle prestazioni fisiche, quindi adatta l'intensità dell'allenamento di conseguenza.

10. **Monitora i risultati**: Tieni traccia dei cambiamenti nel tuo stato mentale e fisico durante la chetosi. Potresti notare un aumento dell'energia, una maggiore chiarezza mentale e una migliore concentrazione. Ogni persona è diversa, quindi è importante monitorare i risultati individuali per adattare la dieta di conseguenza.

Inoltre, ricorda che la dieta chetogenica potrebbe non essere adatta per tutti. Alcune persone, come donne in gravidanza o in fase di allattamento, persone con disturbi metabolici o condizioni mediche specifiche, potrebbero non trarre benefici dalla chetosi o addirittura riscontrare effetti negativi. Pertanto, è fondamentale parlare con un professionista sanitario prima di intraprendere la dieta chetogenica, specialmente se hai condizioni mediche preesistenti o dubbi riguardo alla sua idoneità.

In conclusione, adottare una dieta chetogenica in modo sicuro ed efficace richiede un'attenta pianificazione, monitoraggio e gestione degli effetti collaterali. Seguire una dieta chetogenica bilanciata e sostenibile può aiutarti a massimizzare i risultati cognitivi e beneficiare della potenziale chiarezza mentale e dell'aumento dell'energia offerti dalla chetosi. Consultarsi con un professionista sanitario è fondamentale per determinare se la chetosi è adatta al tuo stile di vita e alla tua salute generale, e per ricevere supporto e guida durante la transizione verso questa dieta.

5 Le testimonianze di persone che hanno sperimentato miglioramenti mentali significativi attraverso la chetosi possono essere fonte di ispirazione e dimostrare i potenziali benefici di questa dieta sulla mente e la chiarezza mentale. Queste storie di successo possono aiutare a fornire un quadro più concreto di come la

chetosi possa avere un impatto positivo sulla salute mentale e stimolare altre persone a considerare questa opzione per il miglioramento delle loro funzioni cognitive.

Una delle testimonianze più significative è quella di Marco, un uomo di 45 anni che ha deciso di adottare una dieta chetogenica per migliorare la sua concentrazione e produttività al lavoro. Marco ha iniziato a notare una diminuzione della sua chiarezza mentale e una fatica costante durante il giorno. Dopo aver adottato la chetosi, ha raccontato di avere una maggiore energia mentale, di sentirsi più focalizzato e di essere in grado di affrontare le sfide lavorative con maggiore precisione. Marco ha spiegato che la chetosi ha avuto un impatto positivo sulla sua capacità di apprendimento e memoria, consentendogli di assimilare nuove informazioni in modo più rapido ed efficiente.

Un'altra testimonianza è quella di Anna, una giovane studentessa universitaria di 22 anni. Anna ha lottato con l'ansia e il nervosismo durante i periodi di esami, che spesso ostacolavano la sua capacità di concentrarsi e studiare. Dopo aver adottato la chetosi, ha notato una significativa riduzione dei livelli di ansia e una maggiore chiarezza mentale. Anna ha spiegato che la chetosi le ha permesso di affrontare gli esami con maggiore calma e di gestire lo stress in modo più efficace.

Un altro esempio è quello di Luca, un uomo di 35 anni che ha deciso di intraprendere una dieta chetogenica per migliorare la sua creatività e produttività nel suo lavoro creativo come artista. Luca ha notato che la chetosi ha avuto un impatto positivo sulla sua capacità di concentrarsi sulle sue opere d'arte e di esprimere la sua creatività in modo più fluido. Ha raccontato di sentirsi più ispirato e di essere in grado di concentrarsi sulle sue opere d'arte per periodi di tempo più lunghi senza sentirsi stanco o distratto.

Una testimonianza significativa è quella di Sara, una donna di 50 anni che ha sofferto di nebbia mentale e mancanza di concentrazione per anni. Dopo aver adottato la chetosi, ha notato un miglioramento significativo della sua chiarezza mentale e della sua capacità di focalizzarsi sulle attività quotidiane. Sara ha spiegato che la chetosi le ha fornito una maggiore stabilità energetica, che ha contribuito a ridurre la sua stanchezza mentale e a migliorare la sua funzione cognitiva.

Queste testimonianze rappresentano solo alcuni esempi delle esperienze positive di persone che hanno sperimentato miglioramenti mentali attraverso la chetosi. È importante notare che le risposte individuali alla chetosi possono variare e che i risultati possono dipendere da diversi fattori, come la durata della dieta, l'aderenza, la salute generale e lo stile di vita. È sempre consigliabile consultarsi con un professionista sanitario prima di intraprendere qualsiasi dieta significativa, specialmente per coloro che hanno condizioni mediche preesistenti.

Le testimonianze di successo possono essere utili per ispirare altre persone a considerare la chetosi come una possibile opzione per migliorare la salute mentale e la chiarezza mentale. Tuttavia, è importante sottolineare che la chetosi non è una soluzione universale e che potrebbe non essere adatta per tutti. Ogni individuo ha esigenze e risposte diverse, quindi è essenziale prendere decisioni informate e personalizzate riguardo alla propria salute mentale e alla dieta.

In conclusione, le testimonianze di persone che hanno sperimentato miglioramenti mentali attraverso la chetosi possono offrire una visione stimolante dei potenziali benefici di questa dieta sulla mente e la chiarezza mentale. Le storie di successo di Marco, Anna, Luca e Sara dimostrano come la chetosi possa influenzare positivamente la funzione cognitiva, migliorare la concentrazione, ridurre l'ansia e aumentare l'energia mentale. Tuttavia, è importante considerare la chetosi come una scelta individuale e consultarsi con un professionista sanitario prima di intraprendere qualsiasi dieta significativa, per garantire una scelta sicura e appropriata per la propria salute.

Ecco alcune altre testimonianze di successo di persone che hanno sperimentato miglioramenti mentali significativi attraverso la chetosi:

1. **Giovanni, 55 anni**: Giovanni ha sofferto di problemi di memoria e nebbia mentale durante la mezza età. Dopo aver adottato la chetosi, ha notato un netto miglioramento nella sua capacità di ricordare e concentrarsi. Ha raccontato di sentirsi più lucido e attento nelle sue attività quotidiane e ha affermato che la chetosi gli ha permesso di gestire meglio le sfide cognitive associate all'invecchiamento.

2. **Laura, 30 anni**: Laura ha avuto problemi di stanchezza cronica e mancanza di concentrazione per anni. Dopo aver iniziato la chetosi, ha sperimentato un notevole aumento dei livelli di energia e una maggiore chiarezza mentale. Ha raccontato di essere in grado di affrontare il suo lavoro e le responsabilità quotidiane con maggiore vigore e determinazione.

3. **Alessio, 28 anni**: Alessio ha sofferto di attacchi di ansia e insonnia per molti anni. Dopo aver adottato la chetosi, ha notato una significativa riduzione dei suoi sintomi di ansia e una migliore qualità del sonno. Ha spiegato che la chetosi gli ha fornito una maggiore stabilità emotiva e una sensazione di calma interiore.

4. **Elena, 40 anni**: Elena ha combattuto con la depressione e l'umore depresso per lungo tempo. Dopo aver iniziato la chetosi, ha notato un notevole miglioramento del suo umore e una

maggiore sensazione di benessere emotivo. Ha raccontato di sentirsi più positiva e motivata nella sua vita quotidiana.

5. **Roberto, 50 anni**: Roberto ha sofferto di problemi di concentrazione e di memoria a breve termine a causa dello stress e delle pressioni del lavoro. Dopo aver adottato la chetosi, ha notato un netto miglioramento della sua capacità di concentrazione e memorizzazione. Ha spiegato che la chetosi gli ha fornito una maggiore resistenza allo stress e una mente più calma e chiara.

6. **Francesca, 35 anni**: Francesca ha sempre avuto difficoltà a gestire i suoi attacchi di fame e gli sbalzi di zucchero nel sangue, che spesso influenzavano la sua energia e il suo umore. Dopo aver iniziato la chetosi, ha notato una maggiore stabilità energetica e una riduzione dei suoi desideri di cibo. Ha raccontato di sentirsi più soddisfatta e meno incline a spuntini poco salutari.

7. **Davide, 42 anni**: Davide ha lottato con la sindrome da affaticamento cronico e la mancanza di concentrazione per molti anni. Dopo aver adottato la chetosi, ha sperimentato un notevole aumento dell'energia e della chiarezza mentale. Ha raccontato di sentirsi finalmente in grado di

partecipare pienamente alla vita e alle attività quotidiane.

Queste testimonianze riflettono alcune delle esperienze positive di persone che hanno sperimentato miglioramenti mentali attraverso la chetosi. Tuttavia, è importante ricordare che la chetosi può avere risposte individuali diverse e che i risultati possono variare da persona a persona. Consultarsi con un professionista sanitario prima di intraprendere qualsiasi dieta significativa è essenziale per garantire una scelta sicura e appropriata per la propria salute.

Capitolo 4: "Lettura Veloce ed Efficace: Fondamenti sulla chetosi e Metodi risolutivi"

La chetosi è uno stato metabolico in cui il corpo utilizza i corpi chetonici, molecole prodotte dal fegato durante la scomposizione dei grassi, come fonte primaria di energia, invece del glucosio derivato dai carboidrati. Questo processo può fornire una serie di vantaggi energetici che contribuiscono a una maggiore resistenza e vitalità.

Quando si segue una dieta chetogenica, l'apporto di carboidrati viene drasticamente ridotto, costringendo il corpo a cercare alternative per soddisfare le sue esigenze energetiche. In assenza di carboidrati, il fegato inizia a metabolizzare i grassi immagazzinati nel corpo per produrre corpi chetonici, quali acetone, acetoacetato e beta-idrossibutirrato. Questi corpi chetonici attraversano la barriera emato-encefalica e vengono utilizzati dal cervello e dagli altri tessuti come una fonte efficiente di energia.

Uno dei vantaggi principali dell'utilizzo dei corpi chetonici come fonte di energia è la stabilità energetica che offre al corpo. A differenza del glucosio, che può portare a picchi e cali di energia, i corpi chetonici forniscono una fonte di combustibile più costante e continua. Questo può aiutare a prevenire la sensazione di affaticamento e mancanza di energia che spesso si verifica dopo i pasti ricchi di carboidrati.

Inoltre, i corpi chetonici hanno un'elevata efficienza metabolica, il che significa che possono produrre una maggiore quantità di energia rispetto al glucosio utilizzando una quantità minore di ossigeno. Questo può tradursi in un aumento della resistenza fisica e della capacità di svolgere attività fisiche prolungate senza sentirsi esausti.

La chetosi può anche contribuire a una maggiore vitalità mentale. Poiché i corpi chetonici possono attraversare la barriera emato-encefalica e diventare una fonte di energia per il cervello, questo può migliorare la chiarezza mentale, la concentrazione e la capacità di apprendimento. Alcune persone riportano una sensazione di maggiore lucidità e stabilità emotiva durante la chetosi.

Un altro aspetto importante è il ruolo della chetosi nel favorire il metabolismo dei grassi. Poiché il corpo utilizza i grassi come principale fonte di energia durante la chetosi, può aiutare a bruciare i depositi di grasso immagazzinati nel corpo. Questo può essere particolarmente vantaggioso per coloro che desiderano perdere peso o ridurre la quantità di grasso corporeo.

Gli effetti energetici positivi della chetosi possono anche avere un impatto sulle prestazioni atletiche. Poiché i corpi chetonici sono una fonte di energia sostenibile e di lunga durata, alcuni atleti hanno sperimentato miglioramenti nella loro resistenza e performance durante l'attività fisica. Questo è particolarmente evidente negli sport di resistenza, come il ciclismo o la corsa, dove la capacità di mantenere una fornitura costante di energia può fare la differenza nelle prestazioni complessive.

Tuttavia, è importante notare che la chetosi potrebbe non essere adatta per tutti e potrebbe richiedere una fase di adattamento del corpo. Alcune persone potrebbero sperimentare sintomi temporanei come l'"influenza chetogenica", che può includere affaticamento, vertigini e nausea. Questi sintomi di solito scompaiono una volta che il corpo si è adattato alla chetosi.

In conclusione, la chetosi è uno stato metabolico in cui il corpo utilizza i corpi chetonici come fonte primaria di energia, fornendo una serie di vantaggi energetici. Tra questi, la stabilità energetica, l'efficienza metabolica, la vitalità mentale e il metabolismo dei grassi sono aspetti che possono contribuire a una maggiore resistenza e vitalità complessiva. Tuttavia, la chetosi potrebbe non essere adatta per tutti, ed è sempre consigliabile consultarsi con un professionista sanitario prima di intraprendere qualsiasi dieta significativa.

La chetosi ha dimostrato di avere interessanti implicazioni per l'attività fisica e l'allenamento, con alcuni atleti che hanno sperimentato miglioramenti significativi nelle loro prestazioni grazie a questo stato metabolico particolare.

Durante l'esercizio fisico, il corpo ha bisogno di una fonte di energia costante e affidabile per sostenere la resistenza e l'intensità dell'attività. Tradizionalmente, l'energia derivava principalmente dal glucosio presente nei carboidrati. Tuttavia, la chetosi offre un'alternativa interessante utilizzando i corpi chetonici come combustibile. Questi corpi chetonici hanno dimostrato di essere una fonte di energia molto efficiente, soprattutto per attività fisiche prolungate e di resistenza.

Durante l'allenamento, quando i livelli di glucosio nel sangue iniziano a scendere, il corpo attiva i meccanismi per produrre e utilizzare i corpi chetonici come fonte di energia alternativa. Questo è particolarmente vantaggioso per gli atleti che seguono una dieta chetogenica o che sono in uno stato di chetosi, poiché il loro corpo è già abituato a utilizzare i corpi chetonici come fonte di energia primaria.

Uno dei principali vantaggi dell'utilizzo dei corpi chetonici come combustibile durante l'attività fisica è la loro capacità di fornire una fonte di energia più stabile e continua rispetto al glucosio. Questo può contribuire a migliorare la resistenza durante attività prolungate, come la corsa a lunga distanza o il ciclismo. Gli atleti hanno riportato una maggiore capacità di mantenere un ritmo costante e costante durante l'esercizio, evitando i picchi e i cali di energia associati all'utilizzo del glucosio come fonte principale di energia.

Inoltre, i corpi chetonici possono essere utilizzati come fonte di energia anche per attività ad alta intensità, come l'allenamento di resistenza o il sollevamento pesi. Sebbene il glucosio possa essere ancora necessario per brevi esplosioni di energia, i corpi chetonici possono fornire una fonte di energia complementare e sostenibile per sostenere l'attività fisica in corso.

Numerosi studi hanno esaminato gli effetti della chetosi sull'attività fisica e l'allenamento, e molti hanno riportato risultati promettenti. Ad esempio, uno studio pubblicato sul Journal of Physiology ha rilevato che gli atleti che seguivano una dieta chetogenica per quattro settimane avevano un miglioramento significativo nella capacità di utilizzare i corpi chetonici durante l'attività fisica, il che ha portato a una maggiore resistenza e prestazioni atletiche.

Anche se la chetosi può offrire vantaggi per l'attività fisica, è importante notare che potrebbe non essere adatta per tutti gli atleti o per tutti i tipi di attività. Le esigenze energetiche variano da persona a persona e possono dipendere dalla tipologia di allenamento, dall'intensità e dalla durata dell'attività. Alcuni atleti potrebbero preferire un'adeguata quantità di carboidrati per sostenere l'attività fisica ad alta intensità, mentre altri potrebbero trarre beneficio dalla chetosi per attività di resistenza prolungate.

Le testimonianze di atleti che hanno sperimentato miglioramenti nella loro performance grazie alla chetosi possono essere fonte di ispirazione per altri sportivi che desiderano esplorare nuovi approcci dietetici per migliorare le loro prestazioni. Tuttavia, è sempre consigliabile consultarsi con un professionista sanitario o un dietologo sportivo prima di apportare cambiamenti significativi alla propria dieta, specialmente per gli atleti di livello professionale.

In conclusione, la chetosi può offrire interessanti implicazioni per l'attività fisica e l'allenamento, con i corpi chetonici che agiscono come una fonte di energia efficiente e sostenibile. Gli atleti che seguono una dieta chetogenica o sono in uno stato di chetosi possono sperimentare una maggiore resistenza e prestazioni atletiche. Tuttavia, l'adattamento alla chetosi per l'attività fisica può variare da persona a persona, quindi è essenziale prendere in considerazione le proprie esigenze individuali e consultarsi con un professionista sanitario prima di apportare cambiamenti significativi alla propria dieta e al regime di allenamento.

La chetosi, con il suo utilizzo dei corpi chetonici come fonte primaria di energia, può fornire una maggiore stabilità energetica al corpo, evitando i picchi e le cadute di zuccheri nel sangue che spesso portano ad affaticamento e debolezza. Questo è uno degli aspetti più apprezzati dai sostenitori della dieta chetogenica e da coloro che hanno sperimentato questa condizione metabolica.

Quando si consumano grandi quantità di carboidrati, specialmente quelli ad alto indice glicemico, il corpo risponde con un rapido aumento dei livelli di glucosio nel sangue. Questo è seguito da un picco di insulina, l'ormone responsabile di far assorbire il glucosio dalle cellule. Tuttavia, questo processo può causare una brusca caduta dei livelli di zucchero nel sangue poco dopo, portando a una sensazione di debolezza, affaticamento e desiderio di cibi dolci o ricchi di carboidrati per recuperare l'energia persa. Questo ciclo di alti e bassi livelli di zucchero nel sangue può avere un impatto negativo sulla resistenza e sulla capacità di mantenere una performance costante nel corso della giornata.

Nella chetosi, poiché l'apporto di carboidrati è significativamente ridotto e i corpi chetonici diventano la principale fonte di energia, il corpo non sperimenta più questi drastici cambiamenti nei livelli di zucchero nel sangue. I corpi chetonici forniscono una fonte di energia costante e stabile, consentendo al corpo di mantenere un equilibrio energetico più uniforme. Questo può portare a una maggiore resistenza nel corso del tempo e può aiutare a evitare il crollo dell'energia che spesso si verifica dopo un pasto ricco di carboidrati.

Molte persone che seguono una dieta chetogenica o che sono in uno stato di chetosi riportano una maggiore chiarezza mentale e una maggiore concentrazione. Questo è attribuito al fatto che il cervello è in grado di utilizzare i corpi chetonici come una fonte di energia più efficiente rispetto al glucosio. I corpi chetonici possono attraversare la barriera emato-encefalica e fornire energia al cervello senza la necessità di picchi di zucchero nel sangue. Questo processo può portare a una maggiore stabilità mentale e a una sensazione di chiarezza, favorendo una maggiore concentrazione e capacità di apprendimento.

Molti professionisti e studenti hanno testimoniato il beneficio di una maggiore chiarezza mentale durante la chetosi. Essi hanno riferito di essere più produttivi e concentrati, con una riduzione del nebbiamento mentale e delle distrazioni. Questo può essere particolarmente vantaggioso per coloro che svolgono compiti impegnativi o attività intellettuali complesse.

Le testimonianze di coloro che hanno sperimentato una maggiore stabilità energetica, chiarezza mentale e concentrazione grazie all'utilizzo dei corpi chetonici come fonte di energia, possono essere fonte di ispirazione per coloro che cercano un miglioramento della loro energia e prestazioni cognitive.

Tuttavia, è importante notare che la chetosi potrebbe non essere adatta per tutti e potrebbe richiedere una fase di adattamento del corpo. Alcune persone potrebbero sperimentare sintomi temporanei come l'"influenza chetogenica", mentre il corpo si abitua a utilizzare i corpi chetonici come fonte principale di energia. Questi sintomi di solito scompaiono una volta che il corpo si è adattato alla chetosi.

In conclusione, la chetosi può contribuire a fornire una maggiore stabilità energetica al corpo, evitando i picchi e le cadute di zuccheri nel sangue che possono portare a debolezza e affaticamento. L'utilizzo dei corpi chetonici come fonte di energia può anche favorire una maggiore chiarezza mentale e concentrazione, rendendo la chetosi un approccio dietetico interessante per coloro che cercano miglioramenti energetici e cognitivi. Tuttavia, è importante prendere in considerazione le esigenze individuali e consultarsi con un professionista sanitario prima di intraprendere qualsiasi cambiamento significativo nella propria dieta e stile di vita.

La chetosi ha dimostrato di avere un impatto significativo sul metabolismo dei grassi nel corpo, favorendo la combustione dei grassi immagazzinati come fonte di energia. Questo processo può essere particolarmente vantaggioso per coloro che desiderano raggiungere e mantenere un peso corporeo sano.

Quando il corpo è in uno stato di chetosi, l'apporto di carboidrati viene ridotto drasticamente, e di conseguenza, i livelli di glucosio nel sangue diminuiscono. In risposta a questa carenza di carboidrati, il fegato inizia a scomporre i grassi immagazzinati nel corpo per produrre corpi chetonici.

Questi corpi chetonici diventano la principale fonte di energia per il corpo, sostituendo il glucosio derivato dai carboidrati.

L'utilizzo dei corpi chetonici come fonte di energia durante la chetosi ha diversi effetti sul metabolismo dei grassi:

1. **Bruciare i grassi per energia**: Poiché il corpo non ha un'abbondante quantità di glucosio a disposizione, inizia a utilizzare i grassi immagazzinati come fonte di energia primaria. Questo processo, noto come "chetonizzazione dei grassi", permette al corpo di bruciare i grassi accumulati nei depositi adiposi per produrre energia. Questo può aiutare a ridurre il grasso corporeo in eccesso e promuovere la perdita di peso.

2. **Promuovere la chetolisi**: Durante la chetosi, il corpo diventa più efficiente nella scomposizione dei grassi in acidi grassi liberi e glicerolo. Gli acidi grassi liberi possono essere utilizzati per produrre energia, mentre il glicerolo viene convertito in glucosio attraverso un processo chiamato "gluconeogenesi". Questo approccio metabolico aiuta a preservare le riserve di glucosio, fornendo al contempo una fonte costante di energia dai grassi.

3. **Aumento della sensibilità all'insulina**: La chetosi può migliorare la sensibilità all'insulina, l'ormone che regola il livello di zucchero nel sangue. Una maggiore sensibilità all'insulina può aiutare a ridurre l'accumulo di grassi e promuovere un migliore utilizzo del glucosio nelle cellule.

4. **Controllo dell'appetito**: I corpi chetonici hanno dimostrato di influenzare positivamente i segnali dell'appetito nel cervello, riducendo la sensazione di fame. Questo può rendere più facile seguire una dieta chetogenica e aiutare a mantenere un deficit calorico per la perdita di peso.

5. **Aumento del metabolismo**: La chetosi può stimolare il metabolismo, il che significa che il corpo brucia più calorie a riposo. Questo può essere vantaggioso per coloro che desiderano mantenere un peso corporeo sano e perdere peso in modo più efficace.

La chetosi può essere particolarmente utile per le persone che lutteno con l'obesità o il sovrappeso, poiché favorisce la perdita di grasso corporeo senza causare una significativa perdita di massa muscolare. Tuttavia, è importante notare che la perdita di peso dipende da vari fattori, tra cui il bilancio energetico complessivo (calorie consumate rispetto a calorie bruciate), l'apporto di macronutrienti, l'esercizio fisico e il metabolismo individuale.

Inoltre, mentre la chetosi può essere un utile strumento per promuovere la perdita di peso, è essenziale adottare una dieta chetogenica in modo sano ed equilibrato. Una dieta chetogenica ben pianificata dovrebbe includere una varietà di alimenti nutrienti, tra cui verdure a basso contenuto di carboidrati, proteine di alta qualità e grassi sani.

In conclusione, la chetosi favorisce la combustione dei grassi immagazzinati come fonte di energia, il che può essere vantaggioso per coloro che desiderano raggiungere e mantenere un peso corporeo sano. Questo processo metabolico permette al corpo di utilizzare i corpi chetonici come fonte di energia primaria, riducendo la dipendenza dal glucosio derivato dai carboidrati. Tuttavia, è importante seguire una dieta chetogenica in modo equilibrato e sano, tenendo conto delle proprie esigenze e consultandosi con un professionista sanitario o un dietologo prima di apportare cambiamenti significativi alla propria dieta e stile di vita.

Per massimizzare l'utilizzo dei corpi chetonici come fonte di energia e sostenere la chetosi, è essenziale seguire una dieta chetogenica ben pianificata. Qui di seguito saranno forniti suggerimenti e strategie pratiche per adottare in modo efficace e sostenibile la chetosi nel proprio stile di vita.

1. **Limitare l'apporto di carboidrati**: La prima e più importante regola per seguire una dieta chetogenica è limitare l'apporto di carboidrati. Generalmente, l'assunzione giornaliera di carboidrati dovrebbe essere mantenuta sotto i 50 grammi al giorno, ma per entrare in uno stato di chetosi potrebbe essere necessario ridurli ulteriormente. Evitare o ridurre drasticamente il consumo di cibi ricchi di carboidrati come pane, pasta, riso, cereali, dolci e bevande zuccherate.

2. **Aumentare l'apporto di grassi sani**: I grassi costituiscono la principale fonte di energia nella dieta chetogenica. Assicurarsi di consumare una varietà di grassi sani, come olio d'oliva, olio di cocco, burro, avocado, noci, semi e pesce grasso. Questi grassi forniscono anche importanti acidi grassi essenziali e vitamine liposolubili.

3. **Moderato apporto proteico**: Anche se le proteine sono essenziali per la costruzione e il mantenimento della massa muscolare, un eccessivo consumo di proteine può stimolare la produzione di glucosio attraverso un processo chiamato "gluconeogenesi". Mantenere un apporto proteico moderato e scegliere fonti di proteine di alta qualità, come carne magra, pesce, uova e formaggi.

4. **Monitorare i livelli di chetosi**: È utile monitorare i livelli di chetosi per assicurarsi che il corpo sia

effettivamente entrato in uno stato di chetosi. Questo può essere fatto tramite test delle urine, del sangue o del respiro, che misurano la presenza di corpi chetonici nel corpo. Monitorare regolarmente i livelli di chetosi può aiutare a identificare eventuali deviazioni dalla dieta chetogenica e apportare le necessarie correzioni.

5. **Pianificare i pasti**: Pianificare i pasti in anticipo può essere utile per mantenere una dieta chetogenica ben bilanciata e sostenibile. Assicurarsi di includere una varietà di alimenti ricchi di grassi sani, proteine e verdure a basso contenuto di carboidrati. Ciò aiuterà a garantire una corretta nutrizione e favorire una maggiore stabilità energetica.

6. **Bevande**: Mantenere l'idratazione è essenziale durante la dieta chetogenica. Bevande come acqua, tè e caffè possono essere consumate liberamente, ma è consigliabile evitare bevande zuccherate o ricche di carboidrati.

7. **Esplorare ricette chetogeniche**: Esistono molte ricette chetogeniche gustose e nutrienti disponibili online e nei libri di cucina. Esplorare nuove ricette può aiutare a variare la dieta e mantenere la motivazione per seguire la chetosi in modo continuo.

Ecco un esempio di piano alimentare chetogenico per una giornata:

- Colazione: Omelette con uova, formaggio, spinaci e pomodori, condita con olio d'oliva.

- Spuntino: Guacamole con bastoncini di cetriolo o sedano.

- Pranzo: Insalata di pollo con avocado, lattuga, cetrioli, olive e condita con olio di cocco.

- Spuntino: Mandorle o noci miste.

- Cena: Salmone al forno con broccoli conditi con olio d'oliva e prezzemolo.

Prima di intraprendere una dieta chetogenica, è consigliabile consultarsi con un professionista sanitario o un dietologo per garantire che sia adatta alle proprie esigenze individuali e per ottenere un supporto adeguato durante il percorso.

In conclusione, adottare una dieta chetogenica in modo efficace e sostenibile richiede un bilancio adeguato di nutrienti e una pianificazione attenta dei pasti. Limitare l'apporto di carboidrati, aumentare l'apporto di grassi sani e moderare l'apporto proteico sono elementi chiave per favorire la chetosi e massimizzare l'utilizzo dei corpi chetonici come fonte di energia. Integrare la chetosi nel proprio stile di vita attraverso ricette chetogeniche gustose e nutrienti può rendere il processo più piacevole e sostenibile nel lungo termine.

Capitolo 5: "Allenare Mente e Corpo: Esercizi Pratici"

L'allenamento a intervalli ad alta intensità, noto come HIIT (High-Intensity-Interval Training), è una forma di esercizio fisico che si basa su brevi esplosioni di intensa attività seguite da periodi di recupero attivo o completo. Questo tipo di allenamento è diventato popolare negli ultimi anni per la sua efficacia nel bruciare calorie, migliorare la resistenza e ottimizzare la performance atletica. Quando combinato con la chetosi, l'efficienza energetica dei corpi chetonici può portare a risultati ancora più significativi.

Una delle principali ragioni per cui l'HIIT si sposa bene con la chetosi è che entrambi si concentrano sull'utilizzo dei grassi come fonte primaria di energia. Durante l'allenamento ad alta intensità, il corpo richiede una quantità maggiore di energia rispetto all'esercizio di intensità moderata, e i corpi chetonici possono fornire questo apporto energetico in modo efficiente.

Durante l'HIIT, il corpo passa attraverso diversi stati energetici. Durante gli sprint o gli esercizi ad alta intensità, le riserve di ATP (adenosina trifosfato), la principale forma di energia utilizzata dal corpo, diminuiscono rapidamente. Per rispondere a questa richiesta energetica elevata, il corpo attiva il sistema dei corpi chetonici per fornire una fonte aggiuntiva di energia.

I corpi chetonici sono prodotti dal fegato durante la chetosi e possono essere utilizzati sia dal cervello che dai muscoli come fonte di energia alternativa al glucosio. Durante l'HIIT, quando le riserve di glucosio iniziano a esaurirsi, i corpi chetonici possono entrare in azione per fornire carburante ai muscoli durante i momenti di massima intensità.

Esempi di routine di allenamento HIIT che sfruttano l'efficienza energetica dei corpi chetonici potrebbero essere i seguenti:

1. **Sprint su tapis roulant**: Dopo un breve riscaldamento, alternare sprint ad alta intensità di 30 secondi con una corsa leggera o una camminata lenta di 1-2 minuti per il recupero. Ripetere l'intervallo di sprint e recupero per 15-20 minuti.

2. **Circuito HIIT a corpo libero**: Svolgere una serie di esercizi ad alta intensità, come burpees, squat jump, push-up o mountain climber, con brevi periodi di riposo tra ogni esercizio. Completare 3-4 giri del circuito per una sessione di allenamento efficace.

3. **Allenamento a intervalli con i pesi**: Alternare esercizi di sollevamento pesi con pochi ripetizioni e peso elevato a esercizi di sollevamento con peso leggero e più ripetizioni. Mantenere brevi periodi di recupero tra gli esercizi.

4. **Allenamento HIIT in bicicletta**: Effettuare brevi esplosioni di pedalata ad alta intensità seguite da un pedale più lento come recupero attivo. Questo tipo di allenamento può essere eseguito su una cyclette o su una bicicletta esterna.

Durante l'allenamento HIIT, è importante ascoltare il proprio corpo e adattare l'intensità in base alle proprie capacità fisiche e livello di fitness. La chetosi potrebbe richiedere un breve periodo di adattamento, quindi potrebbe essere utile iniziare con una intensità moderata e aumentarla gradualmente man mano che il corpo si abitua a utilizzare i corpi chetonici come fonte di energia.

È importante sottolineare che l'HIIT, come qualsiasi forma di allenamento ad alta intensità, può essere impegnativo per il corpo. Durante la chetosi, potrebbero esserci alcuni effetti collaterali come la "flu-like" chetogenica, in cui si può sperimentare affaticamento o debolezza. Assicurarsi di mantenere un adeguato apporto di liquidi ed elettroliti durante l'allenamento per prevenire la disidratazione.

In conclusione, l'allenamento a intervalli ad alta intensità (HIIT) può essere combinato in modo efficace con la chetosi per massimizzare i risultati. I corpi chetonici possono fornire una fonte di energia efficiente durante i momenti di massima intensità, permettendo al corpo di bruciare i grassi in modo più efficace e migliorare la performance atletica. Tuttavia, è importante adattare l'allenamento all'individuo e considerare l'eventuale fase di adattamento alla chetosi per massimizzare i benefici dell'HIIT. Consultarsi con un professionista sanitario o un allenatore prima di iniziare qualsiasi programma di allenamento HIIT è sempre una buona pratica.

Gli esercizi aerobici, come il nuoto, la corsa e il ciclismo, si sposano perfettamente con la chetosi poiché incoraggiano il corpo a utilizzare i grassi immagazzinati come fonte di energia. Questi tipi di attività fisica coinvolgono grandi gruppi muscolari e richiedono un apporto costante di energia durante un periodo prolungato, il che li rende ideali per sostenere la chetosi e migliorare la resistenza.

Il nuoto è un eccellente esercizio aerobico che coinvolge tutto il corpo, tonifica i muscoli e migliora la capacità cardiorespiratoria. Durante il nuoto, i corpi chetonici possono fornire energia continua, permettendo agli atleti di mantenere una buona prestazione senza dipendere dal glucosio proveniente dai carboidrati. È importante mantenere un ritmo costante e regolare durante il nuoto per massimizzare il consumo di grassi.

La corsa è un altro esercizio aerobico molto popolare, ed è noto per essere un ottimo brucia-grassi. Durante la chetosi, la corsa può favorire la combustione dei grassi immagazzinati poiché il corpo si adatta a utilizzare i corpi chetonici come fonte principale di energia. Per ottimizzare i benefici della chetosi durante la corsa, è utile prestare attenzione all'apporto di carboidrati prima dell'attività. Consumare una piccola quantità di carboidrati a lento rilascio, come quelli presenti in frutta o verdura, può aiutare a fornire energia supplementare per l'esercizio senza interrompere la chetosi.

Il ciclismo, sia su strada che su mountain bike, è un altro esercizio aerobico che si sposa bene con la chetosi. Durante il ciclismo, il corpo richiede un apporto costante di energia, e i corpi chetonici possono fornire questa energia in modo efficiente, favorendo la combustione dei grassi. Per supportare la chetosi durante il ciclismo, è consigliabile consumare pasti ricchi di grassi sani e proteine, insieme a una piccola quantità di carboidrati provenienti da fonti a lento rilascio come le patate dolci o le barrette energetiche a basso contenuto di carboidrati.

Gestire l'apporto di carboidrati prima, durante e dopo l'attività fisica è un aspetto importante per massimizzare i benefici della chetosi. Prima dell'attività, l'apporto di carboidrati può essere ridotto per favorire la chetosi e incoraggiare il corpo a utilizzare i grassi come fonte di energia. Durante l'esercizio, è consigliabile evitare di consumare grandi quantità di carboidrati, poiché potrebbero interrompere la chetosi e portare il corpo a dipendere nuovamente dal glucosio.

Dopo l'attività fisica, è possibile reintegrare gradualmente i carboidrati per supportare la rigenerazione muscolare e ricaricare le riserve di glicogeno. Tuttavia, è importante prestare attenzione all'apporto di carboidrati, evitando eccessi che potrebbero interrompere la chetosi. Optare per carboidrati complessi come riso integrale o quinoa può essere utile per garantire una lenta e costante liberazione di glucosio nel sangue.

Inoltre, durante l'attività fisica, è fondamentale mantenere un'adeguata idratazione e assumere elettroliti come sodio, potassio e magnesio, poiché il corpo può eliminare più liquidi e minerali durante la chetosi.

In conclusione, gli esercizi aerobici come il nuoto, la corsa e il ciclismo si sposano bene con la chetosi poiché favoriscono la combustione dei grassi e migliorano la resistenza. Gestire l'apporto di carboidrati prima, durante e dopo l'attività fisica è essenziale per massimizzare i benefici della chetosi e mantenere l'efficienza energetica fornita dai corpi chetonici. Combinando una dieta chetogenica ben pianificata con l'esercizio aerobico appropriato, è possibile ottimizzare la performance, bruciare i grassi in modo più efficace e raggiungere i propri obiettivi di fitness in modo sano e sostenibile. Come sempre, è consigliabile consultarsi con un professionista sanitario o un allenatore per adattare l'apporto di nutrienti e l'allenamento alle proprie esigenze individuali.

Gli esercizi di resistenza, noti anche come sollevamento pesi o allenamento con i pesi, sono una componente fondamentale di una routine di allenamento chetogenica. Questo tipo di esercizio è mirato a stimolare la crescita e il mantenimento della massa muscolare, oltre a favorire la combustione dei grassi e l'aumento della forza. Durante la chetosi, gli esercizi di resistenza possono essere particolarmente benefici, poiché i corpi chetonici forniscono una fonte di energia stabile e duratura per supportare l'intensità dell'allenamento.

Una delle principali sfide durante la chetosi è mantenere la massa muscolare, poiché il corpo potrebbe tendere a utilizzare le proteine muscolari come fonte di energia. Per prevenire la perdita di massa muscolare, è essenziale seguire alcuni accorgimenti durante l'allenamento:

1. **Apporto proteico adeguato**: Nonostante la chetosi richieda un apporto moderato di proteine, è importante assicurarsi di consumare abbastanza proteine per sostenere la sintesi proteica e il mantenimento della massa muscolare. Fonti proteiche di alta qualità come carne magra, pesce, uova, latticini e proteine vegetali possono essere incorporate nella dieta chetogenica.

2. **Esercizi multi-articolari**: Gli esercizi multi-articolari, come lo squat, il deadlift, il bench press e il military press, coinvolgono più gruppi muscolari contemporaneamente, favorendo una maggiore produzione di ormoni anabolici e stimolando la crescita muscolare. Questi esercizi dovrebbero essere il nucleo di una routine di allenamento chetogenica per massimizzare la forza e la massa muscolare.

3. **Frequenza e volume**: La frequenza e il volume degli allenamenti dovrebbero essere adeguati per consentire il recupero tra le sessioni di allenamento. Troppo allenamento può portare a un eccessivo stress sul corpo e alla fatica muscolare, mentre troppo poco allenamento potrebbe non fornire una sufficiente stimolazione per la crescita muscolare. Trovare un equilibrio tra intensità e recupero è essenziale per massimizzare i risultati.

4. **Recupero e sonno**: Durante la chetosi, il corpo potrebbe richiedere un po' più di tempo per recuperare dai lavori di resistenza. Assicurarsi di concedersi un adeguato riposo e recupero tra le sessioni di allenamento per permettere al corpo di adattarsi e migliorare.

Ecco un esempio di programma di allenamento di resistenza adatto alla chetosi:

Giorno 1 - Allenamento di resistenza completo del corpo:

- Squat: 3 set x 8-10 ripetizioni

- Stacco da terra: 3 set x 8-10 ripetizioni

- Panca piana con bilanciere: 3 set x 8-10 ripetizioni

- Military press: 3 set x 8-10 ripetizioni

- Row con bilanciere: 3 set x 8-10 ripetizioni

Giorno 2 - Riposo o attività aerobica leggera (es. camminata)

Giorno 3 - Allenamento di resistenza completo del corpo:

- Piegamenti sulle gambe: 3 set x 10-12 ripetizioni

- Pull-up assistiti: 3 set x 10-12 ripetizioni

- Flessioni sulle parallele o dips: 3 set x 10-12 ripetizioni

- Shoulder press con manubri: 3 set x 10-12 ripetizioni

- Lat pull-down: 3 set x 10-12 ripetizioni

Giorno 4 - Riposo o attività aerobica leggera

Giorno 5 - Allenamento di resistenza completo del corpo:

- Affondi con manubri o kettlebell: 3 set x 10-12 ripetizioni per gamba

- Curl con bilanciere o manubri: 3 set x 10-12 ripetizioni

- Estensioni tricipiti con bilanciere o manubri: 3 set x 10-12 ripetizioni

- Esercizio addominale a scelta: 3 set x 12-15 ripetizioni

Giorno 6 e 7 - Riposo

Durante l'allenamento di resistenza, è consigliabile seguire una serie di principi di base, come l'utilizzo di pesi progressivamente più pesanti, l'esecuzione di esercizi con la corretta tecnica e il mantenimento di una buona idratazione durante le sessioni.

In conclusione, gli esercizi di resistenza, come il sollevamento pesi, possono essere incorporati in modo efficace in una routine di allenamento chetogenica. Mantenere l'apporto proteico adeguato, concentrarsi su esercizi multi-articolari, gestire la frequenza e il volume degli allenamenti e concedersi un adeguato recupero sono elementi chiave per massimizzare la forza e la massa muscolare durante la chetosi. Un approccio ben pianificato all'allenamento di resistenza può aiutare gli individui a raggiungere i propri obiettivi di fitness e ottenere risultati ottimali in modo sostenibile e salutare. Come sempre, consultarsi con un professionista sanitario o un allenatore prima di iniziare qualsiasi programma di allenamento è consigliato per adattarlo alle proprie esigenze individuali e garantire una pratica sicura ed efficace.

L'equilibrio tra alimentazione e allenamento è cruciale durante la chetosi per massimizzare i risultati, supportare la performance e favorire la rigenerazione muscolare. Una pianificazione adeguata dei pasti prima e dopo l'allenamento può fare la differenza nella prestazione atletica e nel recupero, consentendo di ottenere il massimo dalle sessioni di allenamento.

Prima dell'allenamento, è importante assicurarsi di avere abbastanza energia per sostenere l'attività fisica senza interrompere la chetosi. Mentre la chetosi favorisce l'efficienza energetica dai corpi chetonici, è consigliabile consumare una piccola quantità di carboidrati a lento rilascio prima dell'allenamento per fornire una fonte supplementare di energia senza aumentare significativamente i livelli di glucosio nel sangue. Questo può essere ottenuto attraverso alimenti come le patate dolci, la quinoa o la frutta a guscio.

Un pasto pre-allenamento ben bilanciato dovrebbe contenere anche una fonte di proteine di alta qualità, che fornirà gli amminoacidi necessari per sostenere la sintesi proteica e il recupero muscolare. Fonti proteiche come carne magra, pesce, uova o proteine vegetali possono essere incluse in questo pasto.

Dopo l'allenamento, il corpo ha bisogno di nutrienti per favorire la rigenerazione muscolare e il ripristino delle riserve energetiche. Durante la chetosi, i corpi chetonici possono contribuire al processo di recupero, ma è importante reintegrare anche i nutrienti necessari per supportare il corpo dopo lo sforzo fisico.

Un pasto post-allenamento ideale dovrebbe includere una fonte di proteine per aiutare a riparare e costruire il tessuto muscolare, come ad esempio pollo, tacchino, pesce o tofu. Inoltre, un'aggiunta di carboidrati complessi può aiutare a rifornire le riserve di glicogeno muscolare, contribuendo a migliorare il recupero e la prestazione nelle future sessioni di allenamento.

L'apporto di carboidrati post-allenamento è particolarmente importante se si prevede di svolgere una sessione di allenamento intensa o ripetuta nelle ore successive. In questo caso, è possibile aumentare leggermente l'apporto di carboidrati per ottimizzare la rigenerazione delle riserve di glicogeno e ridurre la possibilità di affaticamento muscolare.

Un pasto post-allenamento equilibrato potrebbe consistere in una porzione di proteine magre, una porzione di carboidrati a lento rilascio come riso integrale o patate dolci, e una generosa quantità di verdure per fornire importanti vitamine e minerali.

Oltre ai pasti pre e post-allenamento, è fondamentale mantenere una corretta idratazione durante tutta la giornata. Bere abbondante acqua aiuta a mantenere il corpo idratato, favorendo le prestazioni atletiche e il recupero muscolare. Inoltre, durante la chetosi, il corpo può eliminare più liquidi, quindi è importante rifornirsi di acqua regolarmente.

Un altro aspetto da considerare è l'orario degli allenamenti in relazione ai pasti. Alcune persone potrebbero preferire allenarsi a digiuno per massimizzare l'utilizzo dei grassi come fonte di energia durante la chetosi. Altri potrebbero trovarsi meglio consumando un piccolo pasto o uno spuntino leggero prima dell'allenamento. È importante sperimentare e individuare ciò che funziona meglio per il proprio corpo e le proprie esigenze.

Infine, la chetosi potrebbe richiedere un breve periodo di adattamento al corpo, quindi è possibile che le prestazioni atletiche possano variare inizialmente. Con il tempo, il corpo si adatterà meglio alla chetosi e ai vantaggi energetici forniti dai corpi chetonici.

In conclusione, l'equilibrio tra alimentazione e allenamento è essenziale durante la chetosi per sostenere la performance e favorire la rigenerazione muscolare. Pianificare pasti pre e post-allenamento adeguati, con un giusto apporto di carboidrati, proteine e grassi, può contribuire a ottenere risultati ottimali nel raggiungimento degli obiettivi di fitness. Come sempre, consultarsi con un professionista sanitario o un nutrizionista può essere utile per adattare l'alimentazione e l'allenamento alle proprie esigenze individuali e garantire un'adozione sicura e ben riuscita della dieta chetogenica.

Durante la chetosi, il recupero e la gestione dello stress sono aspetti fondamentali per massimizzare i risultati ottenuti con questa dieta. Poiché il corpo si adatta a utilizzare i corpi chetonici come fonte di energia, è essenziale fornire al corpo il tempo e le risorse necessarie per recuperare e adattarsi agli allenamenti e allo stile di vita chetogenico.

Il primo suggerimento pratico per il recupero è quello di concedere al corpo un adeguato riposo. Durante la chetosi, il corpo può sperimentare una maggiore perdita di liquidi e minerali, quindi è importante garantire un sonno di qualità per permettere al corpo di rigenerarsi e recuperare. Una buona higiene del sonno, come mantenere un'ora regolare per andare a letto, ridurre la stimolazione da dispositivi elettronici prima di dormire e creare un ambiente confortevole e silenzioso, può aiutare a migliorare la qualità del sonno.

Inoltre, durante il giorno, è utile prendersi dei brevi momenti di pausa e rilassamento per gestire lo stress. La pratica di tecniche di rilassamento come la meditazione, la respirazione profonda, lo yoga o il tai chi può contribuire a ridurre i livelli di stress e promuovere il benessere mentale. Anche una breve passeggiata all'aperto o un momento per ascoltare della musica rilassante può essere un modo semplice ed efficace per rilassarsi e rigenerarsi.

Nel contesto della chetosi, il rilassamento è particolarmente importante poiché lo stress cronico può innescare la produzione di cortisolo, un ormone che può interferire con la chetosi e ostacolare i risultati desiderati. Ridurre lo stress e migliorare la gestione delle emozioni possono aiutare a mantenere l'efficienza della chetosi e favorire la perdita di grasso.

Oltre al rilassamento mentale, il recupero fisico è altrettanto cruciale. Durante l'allenamento, il corpo sottoposto a sforzi intensi, e quindi è fondamentale dedicare il tempo per recuperare e riparare i tessuti muscolari. Un elemento chiave del recupero fisico è l'idratazione adeguata, soprattutto durante la chetosi, quando il corpo potrebbe eliminare più liquidi. Bere abbastanza acqua aiuta a prevenire la disidratazione e favorisce la funzione ottimale del corpo.

Inoltre, possono essere utili tecniche di recupero come il massaggio, il rilascio mio fasciale e il contrasto tra caldo e freddo, che aiutano a ridurre la tensione muscolare, alleviare il dolore e migliorare la circolazione sanguigna. Anche l'uso di creme o oli per il massaggio può aiutare a stimolare il recupero muscolare e ridurre il rischio di dolori e tensioni.

Infine, il recupero non riguarda solo il riposo ma anche la nutrizione adeguata. Durante la chetosi, è importante assicurarsi di fornire al corpo le proteine, i grassi e i carboidrati necessari per il recupero muscolare e il funzionamento ottimale del corpo. Consumare pasti ben bilanciati e nutrienti, con una varietà di alimenti ricchi di nutrienti, aiuta a fornire al corpo gli strumenti necessari per recuperare e adattarsi alle sfide dell'allenamento e della chetosi.

In conclusione, il recupero e la gestione dello stress sono aspetti critici per massimizzare i risultati con la chetosi. Fornire al corpo il tempo e le risorse necessarie per riposare e rigenerarsi è fondamentale per sostenere la performance atletica e l'efficienza energetica fornita dai corpi chetonici. Praticare tecniche di rilassamento e recupero fisico, seguire una buona higiene del sonno e fornire al corpo una nutrizione adeguata sono strategie pratiche per ottenere il massimo dalle sessioni di allenamento e affrontare gli effetti collaterali della chetosi in modo sano e sostenibile. Come sempre, consultarsi con un professionista sanitario o un nutrizionista può essere utile per adattare il recupero e la gestione dello stress alle proprie esigenze individuali e garantire un'adozione sicura e ben riuscita della dieta chetogenica.

Se pensi che questo libro ti sia piaciuto e ti abbia aiutato
ti chiedo solo di dedicare pochi secondi a lasciare una
breve recensione su Amazon!

Grazie,

Harris Bettino